“你应该知道的医学常识”大型医学知识普及系列

总主编　舒志军
周　铭
主　编　霍莉莉

教你认识儿童治未病

——运动发育迟缓

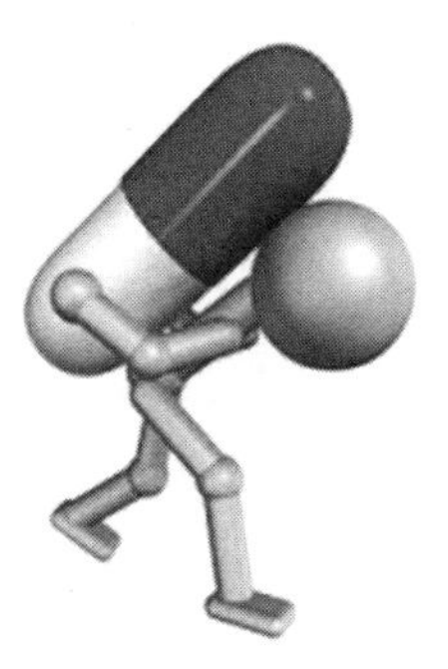

科学出版社
北　京

内 容 简 介

"治未病"是《黄帝内经》提出的养生防病策略，目的是让人不生病，即使生病也是少生病、生轻病、没有并发症，并且早痊愈、少复发。

本书贯彻"治未病"的思想，从运动发育迟缓的发现与甄别，到运动发育迟缓的诊断与治疗，再到运动发育迟缓的防止复发，一步一步让读者明白什么情况下可以及时介入，遏制运动发育迟缓的发生，实现未病先防，防微杜渐；什么情况下需要进行系统治疗，实现既病防变，防止恶化；运动发育迟缓临床痊愈后，家长和老师可以给予什么帮助，实现瘥后防复，巩固疗效。

本书从家长、老师、医护工作者等多视角介绍运动发育迟缓的相关知识，适合运动发育迟缓患儿家长、老师及基层医护工作者阅读，以便明确不同角色在运动发育迟缓的防治过程中可以做什么、怎么做。

图书在版编目（CIP）数据

教你认识儿童治未病. 运动发育迟缓 / 霍莉莉主编. —北京：科学出版社，2018.1

（"你应该知道的医学常识"大型医学知识普及系列/舒志军，周铭主编）

ISBN 978-7-03-054177-2

Ⅰ. ①教… Ⅱ. ①霍… Ⅲ. ①中医儿科学–预防医学②小儿疾病–发育异常–诊疗 Ⅳ. ①R272

中国版本图书馆CIP数据核字（2017）第199460号

责任编辑：闵 捷

责任印制：谭宏宇 / 封面设计：殷 靓

科学出版社 出版

北京东黄城根北街16号

邮政编码：100717

http://www.sciencep.com

南京展望文化发展有限公司排版

上海叶大印务发展有限公司印刷

科学出版社发行 各地新华书店经销

*

2018年1月第 一 版 开本：A5（890×1240）

2018年1月第一次印刷 印张：1 3/4

字数：37 000

定价：20.00元

（如有印装质量问题，我社负责调换）

“你应该知道的医学常识”大型医学知识普及系列总编委会

《教你认识儿童治未病——运动发育迟缓》编委会

主　编

霍莉莉

副主编

朱婧婧

编　委

（按姓氏笔画排序）

朱婧婧　何古文　武艺林　徐燕玲　霍莉莉

丛书序

我院的中西医结合工作开始于20世纪50年代，兴旺于60年代，发展于80年代，初成于90年代，1994年我院正式被上海市卫生局命名为“上海市中西医结合医院”。如今，上海市中西医结合医院已发展成为一所具有明显特色的三级甲等中西医结合医院、上海中医药大学附属医院。从上海公共租界工部局巡捕医院开始，到如今“精、融、创、和”医院精神的秉持，八十几载传承中，中西医结合人始终将“业贯中西、博采众长、特色创新、精诚奉献”的理念作为自己的服务宗旨。

提倡中西医并重、弘扬中西医文化、普及中医药知识一直是中西医结合人不懈努力的内容，科普读物的编写也是这一内容的重要组成部分。医学科普读物是拉近医护工作者和患者距离的有力工具，通过深入浅出、平实易懂的文字，能够让人们更好地了解医学、理解医生，也能使医生和患者之间的沟通更加顺畅。

本院相关科室医护工作者积极编写了“你应该知道的医学常识”大型医学知识普及系列，通过临床鲜活的病例介绍和医生丰富的经验记录，强调突出中西医结合诊断及治疗特色，着眼于人们的实际需求，为人们提供更具参考性、更为通俗易懂的医学知识，提高人们对医学科学知识的了解。此次“你应该知道的医学常识”大型医学知识普及系列的编写，也是我院在常见病患者及普通人群健康管理方面所做的一次努力。

我相信，无论对于患者、健康关注者还是临床医护人员，这都是一套值得阅读的好书！

上海中医药大学附属上海市中西医结合医院院长

2016 年 11 月

前 言

运动发育迟缓，又称为精神运动发育迟缓，常用来描述运动或智力技能的落后，达不到正常儿童发育水平。运动发育迟缓一般发生于婴儿期，由于早期所有婴儿的运动能力发展都极为有限，所以问题难以得到发现和重视，多数家长即使发现问题，也误以为是幼儿自身发展的正常现象；随着年龄的增长，待其进入托幼机构后，与其他同龄儿童相比，这部分儿童的运动能力发展明显落后，运动发育迟缓问题才被发现和重视，导致其错过了早期诊治的时间。因此，对儿童运动发育迟缓进行跟踪、观察，早期发现、早期干预、早期治疗是预防运动发育迟缓的关键。

治未病是采取预防或治疗手段，防止疾病发生、发展的方法。治未病包含三种意义：一是防病于未然，强调摄生，预防疾病的发生；二是既病之后防其传变，强调早期诊断和早期治疗，及时控制疾病的发展演变；三是愈后防止疾病的复发及治愈后遗症。

本书以一经典病例引入，并进行剖析，结合中医“治未病”的理念，从“未病先防、既病防变、瘥后防复”三方面对儿童运动发育迟缓的预防、治疗、防复做详细的解释。希望能为运动发育迟缓患儿家长提供帮助和指导，也希望本书能成为读者的良师益友。

参加本书编写的是上海中医药大学附属上海市中西医结合医院治未病科的医护工作者，在此，对相关人员付出的辛勤劳动及大力支持表示感谢。本书在编写过程中，参考大量相关文献、书籍等，已在书中一一列出，在此对这些学者表示深深的感谢。

鉴于编写时间及编者自身水平有限，内容上难免有所遗漏，敬请专家及读者提出宝贵意见，以弥补不足，修订再版。

主编

2017 年 4 月

目 录

第一章　经典病例

第一节　病例摘要

患儿明明，男，22个月。因至今不会独站、独行来医院就诊，患儿17个月时，诊断为“发育迟滞”。经格赛尔（Gesell）发育量表评估：大运动发育商37分，结合患儿目前肢体发育情况，经过3个月的肢体功能训练，并结合以补益心脾、安神益智为主的按摩和针刺治疗后，运动能力增强，目前能独站，但还不能独行。由于家庭因素，父母无法带患儿继续进行康复治疗，转家庭康复指导治疗。患儿回家后，每个月定期门诊随访，根据随访结果，制订相应的家庭指导方案。患儿运动能力随着年龄的增加逐渐提高，未出现运动发育倒退的现象。

第二节　病　史

·主诉·

至今22个月不会独站、独行。

·现病史·

患儿出生后运动发育落后，未定期进行身体发育检查，3个月会抬头和翻身，7个月会坐，12个月扶走，至今不能独站、独行。15个月患儿可主动与家人打招呼，喜欢与同龄人玩耍，可主动笑。患儿17个月去医院就诊，诊断为“发育迟滞”，予以口服“赖氨肌醇维B_{12}”，家庭康复指导治疗。返家后自行康复训练2周后出现“发热、咳嗽”，诊断“肺炎”住院治疗1周痊愈。19个月时，家长带患儿康复治疗近1个月（肢体功能训练，静脉滴注单唾液神经节苷脂、维生素B_1、维生素B_6、甲钴胺等），家长诉近3个月出现烦躁不安、智力倒退、运动倒退，扶走不能，扶站时哭闹，爬行运动减少。患儿睡眠欠佳，睡眠易惊，多汗，饮食良好，大小便正常。

·既往史·

患儿系第1胎第1产，母亲妊娠期定期产检，妊娠足月，顺产。无窒息，阿普加评分（Apgar score）不详，出生体重3.3 kg，出生后否认出现黄疸。既往无传染病接触史，无外伤、手术史，无中毒及输血史。

·家族史·

家族中否认代谢性疾病、遗传性疾病史。

第三节　检　查

·体格检查·

身高87 cm，体重12 kg，脉搏100次/分，呼吸28次/分，全身无黄染，耳、鼻、喉无畸形，无异常分泌物，口唇红润，牙齿排列稀疏；舌质淡红，舌苔薄白；颈位置居中，颈肌活动情况正常；胸廓正常，双侧对称；腹软，全腹无压痛，肠鸣音正常；脊柱腰臀外形正常，无压痛，无肿物。四肢关节无畸形。

四肢肌力检查：上臂Ⅴ级、前臂Ⅴ级、大腿Ⅳ级、小腿Ⅳ级、手Ⅳ级、足肌力Ⅳ级。

四肢肌张力检查：四肢肌张力正常。

·辅助检查·

1. 头颅MRI检查　脑白质髓鞘化落后。

2. 体感诱发电位　双侧胫后神经体感诱发电位（TSEP）大致正常。

3. 脑电图　正常。

4. 格赛尔发育量表　大运动发育年龄8.2月，发育商37分；精细动作发育年龄11.6月，发育商53分；适应能力发育年龄11.7月，发育商53分；语言发育年龄9.5月，发育商43分；个人-社交行为发育年龄12.2月，发育商55分。患儿大运动属重度缺陷，总体评价中度缺陷。

5. 粗大运动功能测试量表（GMFM）　卧位与翻身51分，完成百分比为100%；坐位54分，完成百分比为90%；爬和跪26分，完成百分比为61.9%；站位3分，完成百分比为7.7%；走、跑、跳0分，完成百分比为0。总百分比为51.92%。患儿头控较好，翻身灵活，能独自保持坐位，动态平衡稳定性差，前方、侧方保护性伸展反应灵敏，患儿体位转移能力差，由坐位到跪位再到站位均需要介助，不会从地上到坐到小凳子上的转移，患儿会四点爬，手膝爬楼梯完成不充分。不会直跪和跪走，患儿能扶站，扶站时，双下肢负重差，无迈步意识，骨盆前倾，患儿不能独站，不会走。

第四节　诊　断

· 西医诊断 ·

发育迟滞（运动发育迟缓）。

· 中医诊断 ·

立迟、行迟（心脾气虚）。

第五节　治　疗

· 治疗方法 ·

根据患儿情况，现阶段主要提高其坐位能力、高爬能力、站位能力。西医主要采用肢体功能训练的方法对患儿进行治疗，每天1次，每次40分钟，治疗5次休息2天，3个月为1个疗程，疗程结束后进行评估。结合理疗项目（经皮电刺激、生物反馈治疗等），每次20分钟，每天1次，10天为1个疗程，疗程间隔休息10天，再进行下一个疗程。

中医主要采用中医推拿按摩和针刺治疗。中医推拿按摩（实施循经点穴按摩法、健脾益气按摩法、捏脊疗法）每次10分钟，每天1次，10天为1个疗程，头针主选“靳三针”，配穴印堂、内关，每周3次，3个月为1个疗程。

· 治疗经过 ·

1. 坐位能力训练　训练内容：① 坐位平衡能力训练：让患儿坐在平

衡板上，治疗师左右晃动平衡板，让患儿体验身体重心不断转移的感觉，逐步诱导患儿坐位动态平衡反应。② 肢体转换能力训练：通过躯干的回旋，训练患儿从小凳子上到地上，或者从地上坐到小凳子上来回转换的能力。③ 增强腿部肌力训练：让患儿根据治疗师的指令主动抬腿，每侧腿抬2组，每组10次。

2. 高爬能力训练　训练内容：① 姿势转换训练：包括四点跪位到坐位的转换、腹爬位到四点跪位的转换、仰卧位到四点跪位的转换。② 高爬能力训练：当患儿能在平地上自如爬行后，就可以进行爬楼梯训练，高爬能力训练要求患儿髋关节有良好的屈曲能力，同时这也是患儿向直立位转移不可缺少的过渡阶段。③ 三点支撑训练：单手（肘）支撑的完成代表着四点跪位的完善，同时也是向两点跪位（膝立位）及站立过渡的重要阶段。让患儿取四爬位，然后抬起一侧上肢，举过肩峰高度，训练其双侧下肢及对侧上肢的负重能力；或抬起一侧下肢，训练双上肢及对侧下肢负重能力。双侧交替进行。

3. 站位能力训练　训练内容：

（1）膝立位训练：膝立位（直跪）是婴儿由爬行运动向独站运动移行过程中过渡的一个体位，是站和行运动的基础，膝立位的训练在婴幼儿运动发育过程中具有很重要的意义。促通跪位立直反射，促通跪位静、动态平衡反射，可增强髋关节的负重能力及自控能力。包括双膝立位，单膝立位和单、双膝立位的转换训练。

1）双膝立位训练：患儿双膝关节90°跪地，与肩同宽。治疗师将患儿双小腿置于自己的一侧大腿下面，用另一侧脚掌固定患儿的大腿，双手可扶持患儿的髋关节或者双肩。或者患儿双膝关节90°跪地，与肩同宽，在患儿的胸前放一个小桌子，上面放些玩具供孩子玩耍，治疗师在后面控制患儿的骨盆进行训练，每次5分钟，每组5～10次。

2）单膝立位训练：待患儿双膝立位稳定后，可练习单膝立位训练，单膝立位是在双膝立位的基础上，在一条腿跪地的同时抬起另一条腿并使其足底着地。另一条腿单膝立位时亦如此。

3）单、双膝立位的转换训练：一般来说比较难，训练中可在患儿面前放一些栏杆、椅子等物，先让患儿在双手或单手助扶的情况下进行练习，然后再逐步实现独立完成。

（2）扶站位骨盆控制训练：治疗师在患儿后面，用双手扶着患儿的骨盆两侧，尽量让其站直；然后可以缓慢地进行骨盆的旋转训练，在训练过程中，尽可能地保持患儿的足跟不离开地面。

（3）静态平衡训练：让患儿站在桌子前，双手玩弄桌子上的玩具，以提高静态平衡的能力，增强踝关节的稳定性。当患儿独立站好之后，用玩具变换方向地引逗患儿，使其伸手去抓，逐步增加难度。

在训练过程中，根据患儿的自身状况及其对训练内容的掌握程度，适当地对每次治疗中不同项目的治疗时间进行调整。

4. 中医治疗

（1）中医推拿按摩，实施循经点穴按摩法、健脾益气按摩法、捏脊疗法，每次10分钟，每天1次，10天为1个疗程。

1）循经点穴按摩法：沿督脉循行路线，自长强穴点按至水沟穴，重点点按命门、至阳、身柱、大椎、哑门、风府、百会、神庭、水沟等穴。

命门：在腰部，后正中线上，第4腰椎棘突下凹陷中。

至阳：在背部，后正中线上，第7胸椎棘突下凹陷中。

身柱：在背部，后正中线上，第3胸椎棘突下凹陷中。

大椎：后正中线上，第7颈椎棘突下凹陷中。

哑门：位于项部，在后发际正中直上0.5寸，第1颈椎下。

风府：在后发际正中直上1寸处。

百会：在头部，前发际正中直上5寸，或两耳尖连线的中点处。

神庭：在头部，前发际正中直上0.5寸。

水沟：在人中沟的上1/3与中1/3交界处。

2）健脾益气按摩法：用示指、中指二指指面沿指尖至指根方向直推患儿拇指桡侧，共300～500次，左右手均可，此法可健脾和胃。

3）捏脊疗法：让患儿俯卧于床上，背部保持平直、放松。捏脊的人站在患儿后方，双手的中指、无名指和小指握成半拳状。示指半屈，用双手示指中节靠拇指的侧面，抵在患儿的尾骨处；拇指与示指相对，向上捏起皮肤，同时向上捻动。双手交替，沿脊柱两侧自长强穴（肛门后上3～5 cm）向上边推边捏边放，一直推到大椎穴（颈后平肩的骨突部位），算作捏脊1遍。第2、第3、第4遍仍按前法捏脊，但每捏3下需将背部皮肤向上提一次。再重复第1次的动作2遍，共6遍。最后用两拇指分别自上而下揉按脊柱两侧3～5次。一般每天捏1次、连续7～10天为1个疗程。疗效出现较晚的患儿可连续做2个疗程。

（2）头针

主穴：选"靳三针"、四神针（百会穴前、后、左、右各旁开1.5寸处，共4个穴位）、脑三针（脑户穴和左、右脑空穴，共3个穴位）、智三针（神庭穴为第1针，左、右本神穴为第2、第3针）、颞三针（第1针位于耳尖上2寸，第2、第3针为第1针左、右旁开1寸）。针刺方法：选用30号长40 mm的毫针，针体与头皮呈15°角快速进针，刺入帽状腱膜下，将针与头皮平行推进一定深度，留针1小时。单向向左或向右捻转1～3圈，使针下轻度沉紧感，造成人为滞针，每隔20分钟捻1次，共3次。

配穴：加印堂、内关。针刺方法：不留针，每穴进针行慢速度、大幅度的捻转并轻提插手法10下后，即出针。疗程：每周3次，3个月为1个疗程。

第六节　结　果

患儿治疗3个月后进行第一次疗效评估，评估结果：卧位与翻身51分，完成百分比为100%；坐位60分，完成百分比为100%；爬和跪36分，完成百分比为85.7%；站位6分，完成百分比为15.4%；走、跑、跳0分，完成百分比为0。总百分比为60.2%。目前患儿能保持他动态平衡，能直跪，不能跪走，患儿能独站5秒左右，能扶走，独走比较困难，需进一步康复治疗。

第七节　预　后

·预后预期·

患儿能独行，基本生活能够自理。

·随访意见·

患儿经过3个月治疗后，运动能力有所提高，能独站5秒，由于家庭因素，转家庭康复指导治疗，每个月定期进行门诊随访，根据医生的指导进行家庭干预护理，如果患儿运动能力出现停滞或倒退，则需要进一步治疗。

· 随访结果 ·

半年的随访发现，患儿回家后，经过家庭康复指导治疗，运动能力随着月龄的变化，逐渐在提高，家长可继续进行家庭康复指导治疗，防止孩子运动发育水平的倒退。

· 家庭护理指导 ·

患儿运动发育迟缓的治疗时间长、显效慢，应结合家庭康复指导治疗，在患儿不来医院治疗期间，家长可学习简单的治疗手法，继续在家中为患儿做康复治疗，使康复治疗不间断。在家庭康复指导治疗中，家长应注意克服焦虑及烦躁情绪，训练应在娱乐中完成，训练时间不宜太长等，以利于患儿运动功能的最大恢复。

另外，家长应掌握患儿安全保护方面的相关知识，在看护患儿行走时，穿防滑运动鞋，防止跌倒、摔伤。在家庭生活中，将尖锐、危险的物品收好，远离患儿，防止误伤。合理调节患儿的饮食，多吃一些富含微量元素的食物（如牛肉、虾、鱼、苹果、香蕉、南瓜、海带、青菜等），充分保证其身体生长发育的营养所需。

第二章　病例剖析

第一节　治未病的相关概念

·什么是"治未病"？·

治未病涵盖"未病先防、既病防变、瘥后防复"三部分内容，涵盖了西医学的三级预防概念，并在疾病痊愈后的防止复发方面有所延伸。

1. 未病先防　涉及的是未病之人（机体处在潜在、有可能生病的阶段）和欲病之人（机体呈现少数先兆症状或体征，但临床上达不到诊断标准的亚临床阶段）。

对于未病之人，要无病早防，正如《素问·四气调神大论》中云："圣人不治已病治未病，不治已乱治未乱，此之谓也。夫病已成而后药之，乱已成而后治之，譬犹渴而穿井，斗而铸锥，不亦晚乎！"强调重视预防疾病发生的思想。

此外，对于出现少数先兆症状或体征的人，也要有症（征）早治，及早遏制疾病产生，正如《备急千金要方·论诊候》中云："凡人有少苦，似不如平常，即须早道。若隐忍不治，冀望自瘥，须臾之间，以成痼疾。"强调了防微杜渐，及时把疾病消灭在萌芽状态。

这种未病先防的观念，类似西医学的一级预防（病因预防）和二级预防（三早预防）。

2. 既病防变　涉及的是病而未传之人（机体某局部已病，而其他部位尚未出现病变阶段）。

对于已经患病的人，要已病防传，及时控制疾病进展，避免并发症的产生，正如《难经经释》中云："善医者，知病势之盛而必传也，预为之防，无使结聚，无使泛滥，无使并合，此上工治未病之说也。"强调了疾病发生后，应根据其传变规律，及早采取阻截措施，阻断病变的继续深入或恶化。此外，治疗过程中，要避免治疗不当导致疾病恶化和蔓延，《伤寒杂病论》中直接明言"不可发汗""不可下""不可吐""不可与之"等一百多条文，告诫要避免误治。

这种既病防变的观念，类似西医学的三级预防（临床预防）。

3. 瘥后防复　涉及的是疾病初愈之人（疾病刚痊愈，处于恢复期，但正气尚未复原，或病根未除潜伏于体内的阶段）。

对于疾病刚刚痊愈之人，要防止复发，正如《伤寒论·辨阴阳易瘥后劳复病脉证并治》中列出"大病瘥后劳复者，枳实栀子豉汤主之""病人脉已解，而日暮微烦。以病新瘥，人强与谷，脾胃气尚弱，不能消谷，故令微烦"等七条劳复、食复诸病，强调在疾病痊愈后，慎养调摄，防止受饮食、劳累等某种因素影响而旧病复发。

这种瘥后防复的观念，是对西医学三级预防的进一步延伸，突出强调了疾病痊愈后的起居调养。

·治未病有哪些常见的认识误区？·

在治未病的过程中，往往出现一些认识误区，导致治未病"防重于治"的优势得不到充分发挥，尤其是以下误区应当加以纠正。

1. 治未病是没病找病　错！治未病贯穿人的一生，是一种生活之道。即使人们目前处于健康状态，但不可否认，有潜在、可能导致生病的危险因素伺机而动，或者有些人已经处于健康与疾病的临界阶段。因此，治未病强调了养生防病，防患于未然，绝不是没病找病。

2. 治未病不重视治疗　错！治未病强调既病防变，就是要发现疾病后，及时治疗疾病，防止疾病向不良的方向发展及传变，截断扭转病势。因此，治未病不是单指养生保健，也强调了通过治疗达到预防之效，防病情加重，防病情突变，治未病绝不是不治疗。

3. 治未病就是服用保健品　错！治未病的没病防病，有病治病，病后防复，不仅体现在起居调摄、饮食适宜、运动适当等生活诸多方面，更体现在及时采用药物、针灸、推拿、物理训练等多种手段进行干预治疗。因此，治未病绝不是单单服用保健品就可以实现的，是否服用保健品要因人而异，不能盲目地以为服用保健品就可以健康、长寿，不当服用保健品反而容易变生疾病。

· 为什么运动发育迟缓的患儿更需要治未病？·

运动发育迟缓，常出现于婴儿期，表现为运动功能落后于正常婴儿。从妊娠期开始，进行未病先防，可以降低运动发育迟缓的发生率。观察患儿的运动能力，早期发现孩子的异常行为，并采取适当的措施对患儿进行干预，做到既病防变，可控制发育迟缓的恶化与蔓延，降低与其他疾病的并发风险。通过瘥后防复预防患儿运动能力的倒退，逐渐提高患儿的运动能力，便于其回归社会。

第二节　知识问答

一、运动发育迟缓——未病先防相关知识

· 如何实现运动发育迟缓的未病先防？·

运动发育迟缓的未病先防主要从三个方面进行预防。一是针对未患病的儿童，应了解从哪些方面对运动发育迟缓进行预防，生活中尽量减少运动发育迟缓的高危发病因素，同时也要注意孩子心理行为因素和家庭环境因素造成的运动发育迟缓。二是针对有运动发育迟缓潜在发病因素的儿童（如出生时有心脏病、视力问题等），要密切观察其表现，一旦出现运动能力落后于同龄儿童的现象，早期采取措施进行干预。三是针对已有运动发育迟缓倾向而未确诊的儿童，要积极采取干预措施，早期进行评估，早发现、早治疗。四是对于那些没有发病因素也没有出现运动发育迟缓的孩子，家长也可参照以下方法对孩子进行预防和干预，促进孩子的正常成长。

·什么是运动发育迟缓？·

运动发育迟缓，又称精神运动发育迟缓，是指患儿运动或智力技能的落后，达不到正常儿童发育水平。运动发育迟缓多由脑损伤引起。其主要特征是运动方面的明显损害，表现为明显的运动迟缓，如抬头、独坐、爬行、行走方面落后。

·中医如何描述运动发育迟缓？·

“发育迟缓”是现代医学的名称，相当于中医的“五迟”范畴。五迟，是指立迟、行迟、发迟、齿迟、语迟，为小儿生长发育迟缓的疾病。《医宗金鉴·幼科心法要诀》中云：“小儿五迟之证，多因父母气血虚弱，先天有亏，致儿生下筋骨软弱，行步艰难，齿不速长，坐不能稳，要皆肾气不足之故。”凡小儿达到一定年龄，在生长发育方面，晚于一般正常小儿为迟缓。如身体站立不稳的，为立迟；筋骨软弱，不能行步的，为行迟；头发细黄稀少的，为发迟；牙齿发育晚的，为齿迟；语言迟慢的，为语迟。

·运动发育迟缓的常见原因是什么？·

运动发育迟缓的原因有很多，有些患儿发病原因并不是很清楚，往往伴有多种因素。造成明明运动发育迟缓的原因可能是脑白质髓鞘化落后，也可能伴有其他因素。临床上常见的原因大致可以划分为以下几类。

1. 生理因素

（1）脑损伤，主要是指母亲妊娠期、分娩期及婴幼儿期的脑缺氧、脑膜炎及大脑机械性损伤。

（2）遗传性代谢缺陷病、先天缺陷的孩子，由肢体缺陷带来的限制，动作发展明显落后。

（3）遗传性疾病，如脊髓肌萎缩症等，会直接引起孩子大脑功能及运动系统的发育不良。

（4）周围神经损伤或肌肉系统病变引起。

更值得关注的是非脑部和运动系统的常见疾病，如视觉障碍（弱视和长期患有眼部疾病)、肥胖、营养不良、哮喘、癫痫、心脏病等。这些疾病目前在婴幼儿阶段发病率高,其附带的运动发育迟缓问题往往被成人忽视。

2. 行为心理因素

(1) 认知因素:孩子的成长发展是整体的,运动的发展与认知相互影响。运动的发展促进了孩子的认知,而认知的发展也会促进孩子动作的熟练性和精细化。因此,认知发展迟缓和智力低下的孩子,其运动发展也是迟缓的。

(2) 情绪因素:有严重的退缩、恐惧、焦虑等情绪问题的孩子,一方面缺少运动机会,另一方面,因受负面情绪的影响,孩子难以自在地完成各种动作。长此以往,有情绪问题的孩子在粗大运动和精细动作方面都会有所落后。

(3) 行为因素:有注意缺陷多动障碍的孩子,无法长时间专注于某一项活动,那些需要集中注意完成的动作往往在中途停止或发生转移,孩子动作的计划性、稳定性、控制性、协调性、持久性都不足,尤其是手部精细动作发展慢慢就会落后于正常孩子。

3. 社会环境因素

(1) 人为地剥夺婴幼儿运动的机会:目前,很多家长对孩子过度保护,有的家长甚至包办、代替孩子做所有的事情,孩子的自主活动空间减少,运动机会被剥夺。这是目前运动发育迟缓比例上升的重要原因之一,尤其是隔代教养的家庭,这种情况尤其严重。此外,年轻家长忙于工作,缺乏亲子交流,对孩子成长关注不够,特别是留守儿童家庭,孩子因缺少足够的亲子活动,也会表现出运动发育迟缓的问题。

(2) 缺乏各种支持孩子运动的环境:当前,整个社会对于孩子运动发育问题的认识度不高,缺乏相关的咨询和指导,使很多家庭错过了早期预防、发现及干预孩子运动发育迟缓的时机,等关注到问题时,孩子的运动发育迟缓已经发展为运动技能障碍,并对孩子的学习生活造成了较大的影响。而在托幼机构,大部分教师不了解什么是运动发育迟缓,更无法采取有效的教育措施;还有的教师故意忽略运动发育迟缓的孩子，认为他们只是暂时的落后，后期会发展好；甚至有部分教师和孩子歧视且经常嘲笑和责备运动发育迟缓的孩子。

· 运动发育迟缓应如何识别? ·

明明7个月之前，其发育情况和正常孩子相比差别不大，12个月时发现不能扶站和扶走，其运动发育水平与同龄孩子相比已稍有落后，家长由于工作繁忙，对正常孩子运动发育的规律不了解，没有及时发现其运动发育落后的情况，错过了“未病先防”的重要时期。明明17个月时才被带去就诊，且未进行系统的康复训练。如果家长了解孩子的运动发展规律，早期发现明明的异常，及时进行干预，可能会改善明明的肢体状况，提高明明独站或独走的能力。那么，运动发育迟缓应如何识别?

1. 熟悉正常孩子运动发育规律及重要发育里程碑　孩子从胚胎至发育成熟的过程是连续的。孩子运动发育遵循着相同的顺序和规律，其运动发育方向呈由头至尾的顺序，逐步发展成熟。头的控制先于躯干的控制，故小儿先会抬头，然后才会翻身和坐；上肢先于下肢，匍匐爬比手膝爬要早。发育的方向性还呈现出从近端到远端的顺序。上肢的整体运动先于前臂和手腕运动，手的精细动作发育成熟更晚。胎儿期的自发运动在出生后3～4个月逐渐被有意识的自主运动所代替，弥漫、广泛的运动逐渐被分离、精细的运动所代替。正常孩子运动发育里程碑见表2–1和表2–2。

表2–1　正常孩子粗大运动发育里程碑

粗大运动发育	年龄
悬垂俯卧位	
头完全下垂	新生儿
头在躯干水平片刻	6周
头保持在躯干水平	2个月
头保持在躯干水平以上	3个月

续 表

粗大运动发育	年　龄
俯卧位	
头转向一侧	1个月
头抬起片刻	1个月
头抬起45°	2个月
头抬起90°	3～4个月
前臂支撑	3～5个月
手支撑（肘伸展）	5～6个月
牵拉坐起	
头完全后滞，圆背	新生儿
头稍后滞	3个月
头无后滞，背伸直	5个月
头主动抬起	6个月
翻身	
仰卧到俯卧	4～5个月
俯卧到仰卧	5～6个月
坐	
扶坐——圆背	新生儿
扶坐——背伸直	5个月
手支撑坐	6～7个月
独坐	7个月
站和走	
支撑部分体重	3个月
支撑大部分体重	6个月
牵拉站起	9个月
扶家具侧行	11个月
牵一只手走	12个月
独走	13个月
走稳	15个月
跑	2岁
上下楼，两步一台阶	2岁
一步一台阶上楼	3岁
一步一台阶下楼	4岁
双脚跳	2.5岁
单脚跳	4岁
单脚站	4岁

表2-2 正常孩子精细运动发育里程碑

精细运动发育	年龄
紧握拳	1个月
手张开	3个月
看自己的手	3～5个月
双手凑到一起	4个月
抓住脚	5个月
主动抓握	5个月
倒手	6个月
尺侧手掌抓握积木	5～6个月
桡侧手掌抓握积木（大鱼际）	6～8个月
手指抓握积木（拇指近端）	8～10个月
成熟手指抓握积木（拇指远端）	10～12个月
示指接近小丸、以拇示指捏取	10个月
主动放下	10个月
扔	10～13个月
搭2块积木的"塔"	13～15个月
垒4块积木的"塔"	18个月
垒6～7块积木的"塔"	2岁
垒10块积木的"塔"	3岁

孩子一般须遵循上述运动发育里程碑的顺序依次进步，最终达到完全成熟。但也有一些例外，如并不是每一个孩子会走之前都先会爬行。发育的连续性也并不意味着其进步的表现是逐日的、均匀的，而是可以呈现出阶梯式的跳跃过程。发育的变异性还突出表现在发育速率上存在很大个体差异，如正常孩子独走年龄可早至10个月，也可晚至18个月。因此，要确定个体发育的正常范围很困难，在正常与异常之间也没有明晰的界限。临床上只能说离平均水平越远，发生异常的可能性越大。

2. 观察孩子表现

（1）2个月：把躺着的孩子抱起来时，不能抬头，还感觉身体特别僵直或软弱无力；把孩子抱在怀里时，他会把后背和脖子使劲儿朝外挣，好像想把你推开。

(2) 2～3个月后：抱孩子时，他会双腿发硬，交叉起来。

(3) 3～4个月：不会抓握或伸手抓玩具，抬头有困难。

(4) 4个月：不能把东西往嘴里塞，双脚着硬地时，腿不知道向下使劲。

(5) 4个月后：仍有新生儿的惊吓反射，即受惊吓时朝后倒或伸出胳膊和腿，伸长脖子，然后很快把胳膊缩回来，并开始哭。

(6) 5～6个月：仍有不对称颈紧张反射，即头转向一侧时，那一侧的胳膊就会发直，而另一侧的胳膊则会弯曲，就好像他拿着一把剑一样。

(7) 6个月：有支撑但依然不会坐。

(8) 6个月后：一次只能伸出一只手，另一只手则握着拳。

(9) 7个月：被拉起成坐姿后，头抬不起来，不能把东西放进嘴里，不会伸手够东西，双腿不能支撑一定的重量。

(10) 8个月：不能独立坐。

(11) 10个月后：爬时身体向一侧倾斜，用一侧的手和腿用力，另一侧拖着。

(12) 12个月：不会爬，有支撑但依然不会站。

(13) 18个月：不会走路，或学会走路几个月后，走起来还不自信或一直踮着脚尖走路。

(14) 2周岁后：每年身高增长不足5 cm。

由于个体差异巨大，存在上述情况的孩子并不一定属于异常，一部分孩子以后可以追赶上正常孩子的发育水平。运动发育在正常范围内也不能保证孩子的运动发育都正常，如痉挛性偏瘫的孩子多在18个月以内就能独走，但步态异常。因此，对孩子运动功能的评估还要考虑到运动姿势和运动的形式和质量。

·孩子运动发育过程中“爬”的重要性体现在哪些方面？·

1. 身体的生长发育　①粗大运动方面：爬可促进上肢、下肢、足部乃至整个躯干的发育，增强平衡能力，为学习走、跑、跳等运动技能做准备。②精细运动方面：促进手部小肌肉群发育，为学习抓握、吃饭、写字、穿衣等做准备。③ 手眼协调方面：爬的过程中需要眼睛和手共同完成任务，可促进书写能力和实物操作能力。

2. 身体的力量　孩子可以通过“爬”获得越来越多的能力，在探索到更多东西的同时，还能获得更多的肢体力量。例如，在爬的过程中能够促使脊柱向正常的曲度发育，为之后的走做准备。

3. 空间理解能力　“爬”同样给孩子提供理解空间概念的机会，使孩子学会辨别方向，理解自己的姿势与空间的关系。例如，在爬的过程中，孩子会爬过障碍物而不是从侧面绕过，这使孩子能够很快学会识别有效途径，并在爬的过程中学会自我保护和解决问题的方法。

4. 视觉　在从一个地方爬到另一个地方的过程中，孩子可以通过远距视觉，计算距离并设定目标。而在爬向设定方向的过程中，孩子也会不断调整方向去到达目标地，这些调整可以促进眼周肌肉的发育，并通过双眼同时作用于一个物体，提高双眼视觉，为今后阅读和书写做准备。

5. 肢体的协调能力　爬行时，左侧上肢和右侧下肢同步向前（或右侧上肢和左侧下肢同步向前），可促进大脑对左右认知的能力，并在爬的过程中练习“视—听—运动”同步进行。所以孩子爬得越多，这些同步技能发育得越快。

6. 自信心　“爬”可帮助孩子建立自信心。在爬的过程中，孩子经历了“成功—失败—发现自身潜能和局限性”的过程，并在这个过程中学会自我保护，如什么时候需要慢一些来避免伤害，或如何使用自己的方法通过障碍物等。而每一次成功的经历都使得他们的自信心得到提升。

· 如何早期预防孩子运动发育迟缓？ ·

明明出生后，其父母未做到定期带明明进行各项检查，直至明明出现运动发育迟缓，才引起父母的重视，未做好“未病先防”的工作，错过了早期的干预时机。那么，如何早期预防运动发育迟缓呢？

1. 母亲从妊娠期进行防护　减少在围生期饲养宠物，以降低病毒感染率，婚检及妊娠早期接受常规病原微生物（TORCH）检测，避免在巨细胞病毒（CMV）急性感染期妊娠和分娩；加强对婴儿巨细胞病毒感染的监测，对巨细胞病毒感染伴有发育迟缓的患儿，及早进行相应的干预治疗；接受胎儿唐氏综合征的产前筛查，高风险妊娠妇女进行产前诊断。明明妈妈妊娠期定时做产检，未出现任何异常。

2. 孩子从出生后定期做筛查、评估　运动发育是0～1岁婴儿最突出的行为发育之一，遵循从头到脚、从近端到远端的规律，并与月龄相适应，评估常用标准化测验、发育筛查量表，如年龄与发育进程问卷（ASQ）和丹佛发育筛查量表（DDST），可进行包括运动发育在内的各领域发育筛查，并可以进一步通过发育诊断量表，如格赛尔发育量表、0～3岁精神发育量表（Griffiths）等作出发育诊断。

3. 注意发育过程中出现的个体差异　孩子的生长发育都有一定的规律，各功能的发育都是由低级到高级、由简单到复杂的。但是，每个孩子又都有自己的发育模式，存在一定的差别。例如，独自走路的时间可能在9个月，也可能在1岁3个月。有的孩子很快会说话，有的孩子很晚才会说话。也有些孩子在他们发育过程中可能存在短暂的、一过性的发育延迟，如早产儿会坐、会爬的时间可能比较迟，但差距逐渐缩小，后来还是会赶上正常的小孩。只要这些差别是在合理的范围内，没有出现特别明显的偏差或者异常就不要担心，通常发育晚的孩子和发育早的孩子相比差异有一定的时限（半年），超过这个时限，家长要多加注意。

4. 补充微量元素　对于2岁以下的婴幼儿来说，食物里钙的含量是较充足的，缺少促进钙吸收的维生素D才是主要原因。维生素D缺乏症的初期症状多见于6个月内，尤其是3个月以内的婴儿，主要表现为神经兴奋性增高，如易激惹、烦闹、睡眠不安、夜间啼哭、汗多且与室温无关，由于出汗多刺激头皮而摇头擦枕出现枕秃，俗称“钙圈”。活动期的症状除初期症状外，主要表现为骨骼改变和运动发育迟缓。骨骼改变有颅骨软化，按压颅骨可有按压乒乓球的感觉，6个月以内多见；方颅，多见于8～9个月以上婴儿；前囟明显偏大，出牙明显延迟，见于10个月还不出牙的孩子。常见的骨骼改变还有肋骨串珠、鸡胸、漏斗胸、肋骨下陷、膝外翻、膝内翻等。

如果婴幼儿出现明显维生素D缺乏症初期及活动期的症状，家长应及时带患儿就诊，经确诊后，在医生的安排下给予患儿服用治疗量的维生素D，以改善患儿的肢体情况。

二、运动发育迟缓——既病防变相关知识

·如何实现运动发育迟缓的既病防变？·

运动发育迟缓的既病防变主要从三个方面体现，一是在运动发育迟缓的早期，积极采取相应的干预措施，预防运动发育迟缓症状的加重；二是采取措施预防运动发育迟缓并发症的发生；三是在治疗结束后，预防出现临床后遗症。如果发现孩子患有运动发育迟缓，我们应结合孩子的症状及体征对孩子进行早期诊断、评估、干预、治疗，减少疾病恶化、蔓延和其他共患病的发生。

·运动发育迟缓的临床表现是什么？·

因运动发育迟缓，导致明明行走困难、语言发育落后等，那么运动发育迟缓的临床表现是什么？

运动发育迟缓的临床表现主要包括反应迟缓、智能不全、运动协调差、社会适应能力弱等。

1. 婴儿运动发育迟缓　常因不易被发现而错过了治疗的关键时期。6个月以内的婴儿如发现有以下任何表现，家长应及时带孩子去医院就诊。

（1）身体发软及自发运动减少：这是肌张力低下的症状，在1个月时即可发现。如果持续4个月以上，则应注意重症脑损伤、智力低下或肌肉系统疾病的发生。

（2）身体发硬：这是肌张力亢进的症状，在1个月时即可发现。如果持续4个月以上应该注意大脑性瘫痪的发生。

（3）头围异常：头围是脑的形态发育的客观指标，脑损伤患儿往

往有头围异常。

(4) 体重增加不良,吮乳无力。

(5) 固定姿势:往往是由脑损伤使肌张力异常所致,如角弓反张、蛙位、倒“U”字。

(6) 身体扭转:3～4个月的婴儿如有身体扭转,往往提示锥体外系损伤。

(7) 头不稳定:如4个月俯卧不能抬头或坐位时头不能竖直,往往是脑损伤的重要标志。

(8) 反应迟钝及叫名无反应:这是智力低下的早期表现。

(9) 不笑:如果2个月不能微笑、4个月不能大声笑,应当注意智力低下的发生。

(10) 手握拳:如果4个月手指不能张开,或拇指内收,特别是一侧肢体存在这种现象,要注意偏瘫的发生。

(11) 斜视:3～4个月的婴儿有斜视及眼球运动不良时,可提示有脑损伤的存在。

(12) 不能伸手抓物:如4～5个月不能伸手抓物,要注意智力低下或脑瘫的发生。

(13) 注视手:6个月以后仍然存在,要注意智力低下的发生。

2. 儿童运动发育迟缓　多表现为粗大运动和精细动作的发展落后。

(1) 粗大运动发展落后:粗大运动又称为大肌肉动作,像走、跑、爬、滚等基本动作,而身体各部位配合的协调动作和控制身体的平衡动作也属于粗大动作。粗大运动发展落后的孩子不仅达到基础运动发育里程碑的时间较晚,而且有以下特征中一个或多个方面的表现。

1) 基本动作困难:基本动作困难的孩子表现为在走路、跑步、钻爬、翻滚、跳跃、拍击、投掷、攀登等动作上明显落后于正常孩子。例如,3岁的孩子走路不稳,不会爬楼梯;4岁的孩子拿到球后只会捧在手上,不会滚球,不会踢静止的球;5岁的孩子不会跑;6岁的孩子不会跳等。

2) 平衡困难:平衡困难的孩子经常在走、跑、跳的过程中摔倒,或者从游戏器材上摔下来等。例如，六七岁的孩子在跑步时上肢摆动过大，不能自然前后摆动而是左右摆动，或在空中乱舞，同时完全不能在平衡木上行走。

3）协调困难：包括双边协调和交叉运动。双边协调指孩子在接球或者活动时，不能同时使用两只手臂。交叉运动指孩子在爬行或者需要做四肢协调运动时，不能交替使用两侧的手和腿。

（2）精细动作发展落后：精细动作又称为小肌肉动作，主要是指手腕、手掌、手指、指尖等部位的局部动作和协调，也包括双手互动及手眼协调等。孩子精细动作发展落后主要表现为以下三种形式。

1）单手动作困难：单手动作困难的孩子不仅表现出一种或多种单手动作的无力、笨拙及难以完成指定活动的现象，而且无法养成用某只手的习惯。例如，3岁的孩子无法堆砌由2块积木累积的"塔"；4岁的孩子不愿意自己用勺子吃饭；5岁的孩子不能一页一页地翻书；6岁的孩子握笔姿势怪异，画画停留于涂鸦水平。

2）双手互动困难：指孩子在完成某项任务时，常常表现出双手动作不一致、不协调，或不愿意用双手共同完成任务。如孩子拍手时，双手始终一快一慢，无法拍到一起，或者仅仅停留于双手的触碰，无法拍出响亮的掌声。

3）手眼协调动作困难：指需要在视觉配合下完成的手部精细动作，它有助于动作完成的精确度，同时也有利于孩子动作协调性及认知的发展。手眼协调动作困难会使得孩子的学习和生活质量明显落后于正常孩子。例如，六七岁的孩子无法画一条笔直的线，或模仿画一个简单的图形，如圆圈、正方形、十字形等，或即使能模仿画出来，但画出的圆圈很少能封闭，画出的正方形的边长长短不一，十字形的交叉点则远离中心。

· 如何评估运动发育迟缓？ ·

根据明明的病情，粗大运动功能测试量表：明明卧位与翻身51分，完成百分比为100%；坐位54分，完成百分比为90%；爬和跪26

分，完成百分比为61.9%；站位3分，完成百分比为7.7%；走、跑、跳0分，完成百分比为0。总百分比为51.92%。

临床上通常使用粗大运动功能测试量表对患儿的粗大运动功能进行评估，粗大运动功能测试量表所测试的是被测患儿完成某个项目的程度多少，用不同的分数对患儿某一项运动功能进行量化，而不是评定完成动作的质量。其主要作用为：① 跟踪观察患儿粗大运动功能的发育状况，分析和预测不同类型、不同程度患儿的粗大运动结果。② 判断各种干预和治疗方法对脑瘫患儿粗大运动的影响及各种方法之间的疗效对比。

粗大运动功能测试量表目前通用的版本共有88个评估项目，分为5个功能区，分别是：躺和翻身（17项），总分51分；坐（20项），总分60分；爬和跪（14项），总分42分；站（13项），总分39分；走、跑、跳（24项），总分72分。每项采用4级评分法，分别是0、1、2、3分。各分值标准为：0分，完全不能进行要求的动作；1分，可完成动作的一部分（动作开始出现，完成动作的10%以下）；2分，部分完成动作（可以完成动作的10%～90%）；3分，可全部完成动作。

评估结果计算方法包括5个功能区的原始分、各功能区百分比、总百分比及目标区分值。5个功能区的原始分即为实际测得分数；各功能区百分比为各功能区原始分与各自总分相除，乘以100%；总百分比为5个功能区原始分与各自总分相除，乘以100%之和，再除以5；目标区分值为选定目标功能区原始分与各自总分相除，乘以100%之和再除以所选定功能区数。

·运动发育迟缓的诊断思路是什么？·

根据明明的MRI检查结果，结合其生长发育史，诊断为运动发育迟缓。那么，运动发育迟缓的诊断思路是什么呢？

运动发育迟缓分类较多、病因及临床表现复杂、共患病较多，相互之间存在影响，有时诊断困难，需及早进行全面的评定，以确定诊断。诊断思路包括：①医学方面，个人史、既往史、家族史、身体功能检查、精神医学检查、肌电图检查等；②心理学方面，各种能力发育的检查、智力检查、性格和行为的检查、作业检查、行为观察等；③教育方面，学习能力检查、适应性调查、人际关系调查、学校生活调查、问题行为调查等；④社会福利方面，家族、家庭环境、养育状况、亲子关系的调查等。

· 如何诊断运动发育迟缓？·

明明的MRI显示，其脑白质髓鞘化落后，有出现运动发育迟缓的可能。结合明明的症状，格赛尔发育量表评估大运动发育年龄8.2月，发育商37分。精细动作发育年龄11.6月，发育商53分。大运动和精细动作评分均＜75分，诊断为运动发育迟缓。临床上多采用综合诊断的方法对运动发育迟缓进行诊断。

（1）结合病史分析：包括母亲妊娠史、现病史、既往史、家族史、发育史等。

（2）结合正常孩子的发育里程碑进行分析。

（3）发育筛查量表进行筛查：如年龄与发育进程问卷（ASQ）和丹佛发育筛查测验（DDST）。

（4）进一步结合发育诊断量表进行诊断：如格赛尔发育量表、0～3岁精神发育量表或Peabody运动发育量表等。

（5）实验室检查：血清肌酸激酶（CK）检查。

（6）辅助检查：头颅MRI、脑电图、体感诱发电位检查、Vojta七种姿势反射和52项神经行为检查等。

· 运动发育迟缓与脑性瘫痪的异同是什么？·

结合明明的病史及发育情况，明明未出现姿势异常及肌张力异常的现象，故暂不诊断为脑性瘫痪。

脑性瘫痪（以下简称“脑瘫”）是指由各种原因造成的发育期胎儿或婴儿非进行性脑损伤，主要临床表现为运动发育和姿势异常，运动功能受限。脑瘫患儿常伴有智力、感觉、行为异常。运动发育迟缓作为脑瘫的主要诊断标准之一，多为脑瘫早期的表现，因此运动发育迟缓与脑瘫在病因病理和临床表现等方面有着密切的联系，但与此同时，两者之间在病因病理和临床表现等方面又存在着较大的差异。例如，引起脑瘫的病因，虽也可导致运动发育迟缓，但运动发育迟缓的病因更为广泛，除包括引起脑瘫的病因外，还有如营养不良、佝偻病、贫血及家长过度保护、缺乏训练等因素。而两者的诊断标准亦多有差异，脑瘫的诊断标准除有运动发育迟缓外，还须有姿势异常及肌张力异常；而运动发育迟缓的诊断评估方法则多采用格赛尔发育量表法来评估患儿的实际运动发育水平。

·运动发育迟缓的并发症是什么？·

明明除出现运动发育迟缓的表现外，根据评估结果显示，明明还伴有语言发育迟缓、身高发育迟缓等。那么，运动发育迟缓的并发症有哪些呢？

运动发育迟缓的患儿常伴有小头畸形、精神发育迟滞、听力障碍、癫痫、斜视、先天性心脏病等疾病，还会伴有身高发育落后、语言发育落后、智力发育落后、精神心理发育落后及性发育落后等。

·运动发育迟缓的主要治疗方法是什么？·

明明在治疗过程中主要采用肢体康复训练结合以补益心脾、安神益智为主的推拿按摩和针刺治疗，疗效显著。那么，运动发育迟缓的主要治疗方法有哪些呢？

1. 药物治疗　采用中药、西药或中西药联合应用。中药治疗途径有内治和外治两方面，可根据患儿的具体病情及病的虚实不同，辨证用药，分别采用内服、外用或内外合治的方法进行治疗。同时微量元素的失衡对孩子的生长发育、健康保健有很大影响，应结合检测结果和临床表现做出确诊，针对生长发育迟缓孩子的血清微量元素检测结果分析，及时定量补充微量元素。有脑发育缺陷及脑损伤的发育迟缓患儿，西药可给予活化脑细胞的药物治疗。

2. 现代康复治疗　国内经常使用的运动疗法(PT)主要有三方面的作用：① 减轻疼痛；② 预防或阻止损伤、疾病及其他原因导致的功能受限、运动障碍及健康状态差等进一步加重；③ 恢复、维持及提高健康状态及使患儿获得最佳的生活质量。目前国内外使用最广泛的疗法是英国的Bobath疗法和德国的Vojta疗法。

(1) Bobath疗法：由英国神经学博士Bobath夫妇共同创立，适用于出生1个月后的患儿，主要采用抑制异常姿势和运动模式，利用正常的自发性姿势反射、平衡反射等调节肌张力，使患儿体验正常的姿势和运动感觉，从而改善异常运动的控制力，诱发正确的动作。其主要用于治疗脑瘫患者的运动发育迟缓。

(2) Vojta疗法：是通过按压患儿身体特定的部位(诱发带)，诱发出反射性俯爬与反射性翻身两种基本运动模式，促进与改善患儿的运动功能，又称诱导疗法。Vojta疗法缺点在于由于要反复强刺激诱发带，不适用于呼吸功能差或体质差的患儿。

(3) 强制性运动疗法(CIMT)：是20世纪80年代开始兴起的治疗上运动神经元损伤的一种运动训练方法。强制性运动疗法强调在生活环境中限制使用健侧上肢，强制使用患侧上肢，以提高脑损伤或其他上运动神经损伤慢性期患者患侧上肢完成动作的质量。

(4) 引导式教育疗法(CE)：是以脑瘫所致的运动发育迟缓患儿为主要治疗对象，同时也用于其他原因引起的运动发育迟缓患儿。由于引导式教育疗法是通过教育学习的主动形式，利用认知觉交流的方式进行治疗，故适用于大于2岁的患儿。引导式教育疗法是根据患儿个体不同制订相应的课题为引导，强调患儿以主动意识去完成相关课题。相较其他传统运动康复，引导式教育疗法对手足徐动型及共济失调型脑瘫的康复有优势，其近期疗效表现为运动协调的改善，长期效果是日常生活能力的提高。引导式教育疗法强调的疗效评价除了运动功能的重新获得，更注重患儿自立程度的提高，是一种全面的康复模式。

(5) 康复理疗：如功能性电刺激可防止瘫痪肌肉的萎缩，水疗和蜡疗有利于解除肌肉痉挛，消除患儿紧张心理，降低肌张力，改善患儿运动障碍。

(6) 作业疗法：采取上肢粗大运动功能锻炼、躯干控制能力锻炼、手精细能力训练、感觉整合治疗及娱乐活动等方法，使患儿的运动、感觉、认知、日常生活能力等得到改善和提高。

(7) 感觉统合训练：是指个体对进入大脑的各种感觉刺激信息(视、听、触觉等)，在中枢神经中形成的有效的组合过程。即个体在特定的环境内有效地利用自己的感官，获得不同感觉通路的信息(视觉、听觉、味觉、嗅觉、触觉、前庭觉和本体觉等)，输入大脑，大脑对输入信息进行加工处理，并做出适应性反应的能力。感觉统合训练的关键是同时给予孩子前庭、肌肉、关节、皮肤触摸、视、听、嗅等多种刺激，并将这些刺激与运动相结合，来提高孩子的能力。

3. 中医传统康复方法　中医传统康复方法应用最广，疗效最被肯定的无疑是推拿与针刺，而由于推拿治疗带给患者的痛苦与恐惧相对较小，因此推拿治疗的依从性相对比于针刺要更高。

(1) 针刺：针刺主要分为头针和体针两个系统，皆广泛应用于成人和孩子的运动发育障碍治疗中。头针有的是根据脏腑经络理论，在头部选取相关经穴进行治疗；有的是根据大脑皮质的功能定位，在头皮上划分出相应的刺激区进行针刺，目前在临床应用上没有明确区分。头针和体针配合运动疗法疗效要比单纯使用运动疗法疗效好，且采取针刺、推拿、穴位注射、五禽戏综合治疗的远期疗效要比单纯的Bobath疗法好。

(2) 推拿：中医推拿在预防肌肉萎缩和肌腱挛缩方面发挥了重要的作用。中医推拿疗法，从中医脏腑辨证角度出发，能起到整体调节、补益肝脾肾的作用，其放松手法能有效地缓解痉挛及改善关节活动度。治疗中患儿较为配合，依从性好，此外，推拿还有增强患儿体质的作用。

(3) 中药浴式水疗：中药浴式水疗是利用水温、静压及中草药等，以不同的方式作用于患儿体表，通过温度、机械和化学刺激来缓解肌痉挛，改善循环，增加关节活动度等，以促进粗大运动的恢复。

4. 中西医结合康复模式　不同于国外的单一强制性运动疗法、作业疗法、语言疗法，国内对运动发育迟缓的治疗，多以Bobath疗法、Vojta疗法配合中医推拿按摩、针刺（头针、体针）。刘振寰教授在进行中国脑瘫康复模式探讨时提出的“三结合康复模式”值得借鉴。“三结合康复模式”是指现代医学康复、传统医学康复、家庭医学康复三方面的结合，其中，现代医学康复的内容包括“两支持——营养支持和脑细胞功能代谢的物质支持”“两改善——改善脑微循环及改善四肢肌肉和末梢神经的营养代谢”“三大训练——物理疗法、作业治疗、语言治疗”；传统医学康复分针灸疗法、推拿法、中医辨证施治法三步疗法进行；家庭医学康复概括为一个固定、三个定期，即固定教材和定期培训、定期随访、定期评估。

5. 音乐疗法　音乐疗法能改善脑组织微循环，调整中枢神经系统的兴奋性，还有不同程度的镇静、镇痛作用。中医学中的五行音乐疗法是运用宫、商、角、徵、羽5种音调的音乐，与五行、五脏理论相结合。《黄帝内经》中有“天有五音，人有五脏；天有六律，人有六腑”“角为木音通于肝，徵为火音通于心，宫为土音通于脾，商为金音通于肺，羽为水音通于肾”的记载，如体感音乐振动理疗主要播放宫音、商音、羽音。

另外，也有学者从食物搭配、均衡营养和群体康复训练等方面提出对发育迟缓的孩子进行治疗。不同发育阶段的孩子需要不同种类的营养物质，且各类营养物质的需求量也不同，通过科学的营养搭配，使营养的供给能满足不同发育阶段孩子的需求，同样能对孩子发育迟缓起到治疗的作用。

· 对运动发育迟缓患儿早期干预治疗的意义是什么？ ·

明明17个月时被确诊为运动发育迟缓后，家长在有限的条件内，采取了相应的干预措施，发现患儿运动发育出现倒退的现象后，经过3个月的综合治疗，明明能独自站立且运动能力有所提高。如果家长在发现明明肢体功能开始倒退后，还未带明明进行任何干预治疗，那么明明的运动情况可能越来越严重，最后可能无法正常走路。

早期发现孩子运动发育迟缓、早期发现脑损伤，及时给予干预治疗和脑康复治疗，对减轻脑损伤的危害、促进患儿正常的感觉运动发展、预防与发育迟缓相关的发育障碍有很重要的意义。运动发育迟缓可以是脑瘫及运动技能障碍的早期表现，早期干预治疗促使损伤的大脑在不断成熟与分化的过程中，功能得到较为有效的代偿；也可能有助于改善异常的脑室生理状态，对促进额叶功能的发育有一定的效果，使孩子发育水平趋于正常。出生后6个月内，大脑处于迅速生长发育阶段，神经脑细胞数目增加不多，主要是体积增大，树突增多、加长及神经髓鞘形成和发育，而脑损伤也处于初级阶段，如此时进行早期干预，给予神经营养因子类药物和促进神经细胞代谢类药物易使损伤修复和再生，给予足够的运动和感觉刺激后可促进脑细胞的发育和髓鞘形成。此外，出生6个月内异常姿势和运动还未固定化，治疗后运动障碍较易恢复，并可预防由于姿势和运动异常引起的继发性损害，如关节挛缩、肢体变形等。

·对运动发育迟缓患儿的早期教育干预有哪些？·

明明在疾病的早期，进行了专业的康复指导训练及家庭康复指导训练，运动能力得到了很大的提升，那么运动发育迟缓患儿的早期干预有哪些呢？

运动发育迟缓的早期干预除了早期的发现、预防和康复治疗外，教育干预也日益得到重视。早期教育干预是一系列综合性干预措施，它与孩子的日常生活和学习密切结合，使专业训练人员、教师及家长共同来促进运动发育迟缓患儿的发展。

1. 开展运动强化训练　运动强化训练是指在专业人员指导下的对运动发育迟缓患儿的运动系统（包括身体各部的肌肉、骨骼和关节）展开的有目的、有计划、一定量的动作训练。运动强化训练是目前康复治疗的主要方法，也是教育干预的重要措施。

运动强化训练主要有感觉统合训练、运动疗法和作业疗法等。这些训练专业性较强，如需掌握还要进行专门的培训和指导。目前有一些专门的机构，像特殊幼儿学校、妇幼保健院、康复中心、亲子中心等会对外开展训练服务。他们会根据孩子的具体情况制订科学的训练方案，除了在机构内开展训练外，有时还需要家长和教师在家中和幼儿园进行日常生活学习的配合训练。

2. 为孩子提供充足的运动条件　孩子的发展受环境影响明显，从外部条件上，创设良好的环境，提供充分的运动机会，能很好地激发孩子的运动兴趣，避免运动发育迟缓患儿因为自身的缺陷而裹足不前。

（1）创设适宜的物质环境：给予孩子足够的运动空间和材料。家庭、社区、康复中心及托幼机构既要提供足够的粗大运动所需要的场地、空间和器具，也要提供足够的有利于孩子精细动作发展的区角、操作台及各种手部的玩具。有益于锻炼粗大运动发展的空间和材料有操场、跑道、草地、攀爬设施、平衡木、滑梯、吊环、蹦床、秋千等，万不可因为担心孩子的安全而剥夺他们运动的权利。有益于精细动作发展的各类区角，像美工区、阅读区、角色扮演区、积木区等；还有各种操作台，像适宜于孩子的课桌、画板、黑板等；另外还包括各类手部的玩具，如拼插玩具、敲击玩具、指按玩具、串珠、算盘等。

（2）提供适宜的辅助装置：部分运动发育迟缓患儿的动作是不能自主的，像不能正常行走的孩子，应为其提供相应的活动装置，如支柱、拐杖、扶车、轮椅、爬行平板车等；还有部分孩子姿势异常，应为其提供姿势矫正装置，如楔形物、垫子、俯卧板。所有这些装置，必须在专业治疗师的指导下配备和学习使用，教师应了解这些装置的安装、作用及使用中需要防范的问题。

（3）调整相关材料和环境：① 材料方面，如对抓握不利的孩子，可以为其制作各种大号的笔，或在笔的外面包裹布条，或者选择抓握力度小的笔，如魔术笔和钝头钢笔，又或者将笔插入小的海绵橡皮球中，孩子通过抓住球来涂鸦画画等。又如生活自理时，对不能控制使用食具的孩子，可以为其盘子下装吸盘、汤匙上装把手或者用魔术贴将汤匙绑在手上；穿衣不能扣纽扣、拉拉链的孩子，可以在其衣服原来的纽扣和纽洞处用魔术贴代替。② 环境方面，如为有特殊装置的孩子提供配套设施，像有使用轮椅孩子的环境必须留出轮椅自由进出的空间，有楼梯的地方同时要建造斜坡，厕所墙上要有拉环，方便孩子从轮椅与坐便器的过渡；对平衡、协调能力差的孩子，可在进出的关键位置安装扶栏，在光滑的地面上铺设地毯等。

(4) 创设适宜运动的群体氛围：群体氛围会潜移默化地影响孩子，且影响力巨大。教师一方面给予所有孩子自由运动的空间和时间；另一方面引导孩子体验运动的乐趣，这些措施将有效地培养孩子对于运动的兴趣。群体儿童热爱运动的氛围将感染运动发育迟缓患儿，使他们对运动充满向往，而不是消极退缩。

(5) 充分利用各环节的运动机会

1）生活环节的运动机会：生活环节在孩子的一天生活中多样而频繁，像吃饭、喝水、打扫卫生、整理教室、穿脱衣服、睡觉、上厕所、盥洗、与他人交流、外出旅游等，抓住生活环节的运动机会对孩子进行锻炼，就可以实现运动发育迟缓患儿时时处处的发展。

2）教学环节的运动机会：有很多专门的教学能直接提供孩子动作技能锻炼的机会，像早操、体育活动、律动、美工活动。对孩子动作技能起到间接锻炼作用的教学，如儿歌故事、歌唱活动，可以加入动作表演和手指游戏；科学活动，可以让孩子多探索多操作；社会领域活动，可以通过动作行为的练习和表演来帮助孩子掌握生活自理和社会交往技能。所有教学活动都要鼓励孩子积极参与，同时也要根据运动发育迟缓患儿的情况做出内容、要求、方法和材料上的调整，这样会更有利于其动作的发展。

3）游戏环节的运动机会：游戏可促进孩子全方面的发展，尤其在动作技能的发展上，游戏给予了孩子充足的锻炼机会。如操作性游戏，要求孩子运用大小肌肉，操作大型或小型的玩具材料，做出各种动作；建构游戏，拼图、插塑、堆积木，是对孩子精细动作的全面锻炼；创造性游戏，如美工活动、玩水、玩沙，既发展了孩子的创造力，又锻炼了孩子运用简单工具的动作技能。因此，游戏本身就应该成为运动发育迟缓患儿主要的活动。为孩子设计适宜于他们发展的游戏，鼓励孩子积极参与，是促进运动发育迟缓患儿发展的关键所在。

三、运动发育迟缓——瘥后防复相关知识

·如何实现运动发育迟缓的瘥后防复?·

运动发育迟缓瘥后防复主要从两方面进行防护，一是当患儿通过不断的干预治疗后，病情稳定且运动能力逐渐达到同龄孩子水平，应继续对患儿进行干预，预防运动能力的倒退。二是当患儿痊愈后，应尽量避免环境因素及家庭因素对患儿运动能力的影响，预防患儿再次出现运动发育迟缓。

大多数患儿经过治疗后，运动能力都会有所提高，许多家长认为不需要继续对孩子进行干预，虽然大多数运动发育迟缓的患儿，表面上看起来和其年龄相仿的孩子差别不大，但是在一些精细动作上还是一些差距的。所以，家长应该继续采取适当的措施预防患儿运动功能倒退。

·影响运动发育迟缓患儿预后的因素是什么?·

由于明明父母不了解孩子的正常发育规律，未及时发现明明的情况，带明明进行早期康复指导训练，影响了明明的预后。那么，影响运动发育迟缓患儿预后的因素有哪些呢?

1. 未能及早期发现和确诊疾病　对发育迟缓患儿不能做到早期发现、早期诊断、早期干预和治疗。这往往由于家长不了解孩子正常发育规律，对患儿情况重视不够，抱以观望态度，或评定不及时、不准确，早期未诊断，未及早干预。早期发现、早期干预是提高运动发育迟缓治疗效果的关键，也是预防孩子发育障碍乃至孩子脑性疾病的重要措施。利用有效的干预手段，可大大降低孩子运动发育迟缓的发生率。如到了幼儿期运动发育迟缓仍无明显改善，则可能存在终身运动异常。

2. 治疗不准确　治疗缺乏针对性，治疗不到位或过度治疗。有些基层机构因医疗条件有限，做不到准确评估和诊断，治疗方法和措施欠缺，采用不恰当的治疗，或单一治疗，影响了疗效。也有部分孩子为一过性单纯运动发育迟缓，而家长过于在意和担心，或医生解释不到位，进行过度治疗，反而对正常发育造成影响。因此要通过仔细

评定,做出诊断后再积极采取有针对性的干预措施。

3. 盲目对疾病进行治疗　忽视运动发育迟缓患儿的原发疾病,盲目进补。孩子出现发育异常症状时,有些家长或医生就给予营养品或者补钙、铁、锌。但若孩子患其他系统疾病,都会不同程度地影响生长发育,不仅仅是营养品或者微量元素就可以解决生长发育迟缓。因此在对待孩子运动发育迟缓时,不要盲目进补和用药,要及时检查,寻找病因。

4. 家长自身心理因素　运动发育迟缓患儿家长治疗心切,医患配合及依从性差,错过最佳治疗时机而贻误治疗。有些患儿因病情复杂,家长认为是不治之症,或在康复治疗中出现疗效缓慢、短期效果不明显,家长丧失信心,放弃治疗。也有些家长急于寻找某种特效疗法,四处就医,得不到有效治疗。临床上,有些家长因各方面原因存在一些心理问题,不但会对自己的身体健康、家庭和睦、工作方面有重大影响,也会影响到患儿的健康发育,会让孩子出现紧张、恐惧、依赖、抵触、自卑等心理问题。

·怎样防止运动发育迟缓患儿运动功能的倒退?·

明明在医院进行康复训练后,回家继续进行家庭康复指导训练,以防止明明能力倒退。那么,怎样防止运动发育迟缓患儿运动功能倒退呢?

1. 定期去医院评估　家长应定期带患儿去医院评估,如果患儿的运动能力随着年龄的增长逐渐提高,家长则不必担心。如果患儿的运动能力随着年龄的增长有所下降,那家长应及时带患儿去医院做系统的评估治疗。

2. 家长继续对患儿进行家庭康复指导　家长可学着写观察记录和护理日志,以便借助记录来了解患儿的发展状况,随时改进下一步干预方案,来预防患儿疾病的发展和能力的倒退,增加患儿的运动技巧和提高生活能力,让他们逐步融入社会。

3. 在生活中减少过多的辅助　在日常生活中,家长要减少对患儿过多的辅助，患儿能自己做的，要放手让其自己完成，家长可引导患儿完成日常生活中简单的生活技巧，如穿衣、如厕、洗脸等。也可以让患儿多和正常孩子接触、玩耍，融入正常的学习生活中。

·运动发育迟缓的家庭护理方法有哪些？·

明明回家后，父母通过饮食调理、家庭康复指导训练等方面对明明进行了相应的家庭护理。那么，运动发育迟缓的家庭护理有哪些呢？

家庭是对运动发育迟缓患儿进行早期干预的重要场所，无论在早期医学干预阶段，还是出院后家庭干预巩固阶段，家庭护理都是必不可少的。

1. 对患儿进行饮食调理　在饮食上，可以多让孩子吃一些具有促进生长发育作用的食物，如富含蛋白质的食物（鹌鹑蛋、各种豆类食品等）、富含铁的食物（肝脏、动物血、瘦肉、鱼、木耳、海带等）、富含锌的食物（牡蛎、海鱼、蛤贝等海产品）、富含钙的食物（奶和奶制品、蔬菜等）。常用的食疗方推荐如下。

（1）鹌鹑猪皮膏

用料：猪皮1 000 g，猪骨头500 g，鹌鹑蛋15个，面粉300 g，蜂蜜、姜汁各50 mL。

制法：先将猪皮刮去猪毛及猪皮内层的脂肪，剔除猪骨上附着的脂肪，洗净，放锅内，加水适量，文火熬至极烂如糊，取出猪骨，用纱布滤去粗渣；另将面粉加水400 mL调稀，放锅内与猪皮汁混合，把鹌鹑蛋去壳取蛋液混合，再加入蜂蜜及姜汁，煮沸拌匀，取出候凉，即凝成胶冻状，置冰箱内保存。

服法：每次30～50 g，随意服食。每天2～3次。

功效：猪皮内含有一种胶原蛋白物质，对人体的皮肤、筋腱、软骨和结缔组织等具有重要的营养作用；猪骨含丰富的钙质；鹌鹑蛋含丰富的卵磷脂。本方对运动发育迟缓诸症有较好的辅助治疗效果。

（2）枸杞山药炖鹌鹑

用料：淮山药15 g，枸杞子9 g，桂圆肉6 g，鹌鹑1只。

制法：先将鹌鹑去毛及内脏洗净，沸水烫过，放炖盅内，加入药材配料及适量汤水，隔火炖熟，调味后饮汤吃肉佐膳。

功效：淮山药健脾补肾，枸杞子补肾明目，桂圆肉补脑安神。体弱气血不足的孩子食之有滋补强身之功。

（3）猪骨番茄汤

用料：猪骨250 g，番茄150 g。

制法：猪骨用水洗净，放锅里加适量水煲汤，先武火后文火熬至汤浓时，把番茄洗净切开，煮烂，调味后饮汤吃番茄佐餐。

功效：猪骨含钙丰富，能壮筋骨助长发育；配以番茄有开胃、增强发育的功效。

（4）龟板猪髓粥

用料：龟板30 g，骨碎补15 g，猪骨髓250 g，大米适量。

制法：先将猪骨髓用刀背敲碎；龟板洗净打碎；砂锅加适量水煮沸；把大米淘净放入，再把猪骨髓、龟板放入，煲约30分钟后加入骨碎补，煲至大米开花后，将龟板、猪骨髓、骨碎补药材取起，调味后喝粥。

功效：猪骨髓性甘温，能补阴益脑，孩子软骨病多吃有益，如配合吃含钙质蔬菜功效更显。龟板滋阴强筋骨，对孩子缺钙也有帮助。

（5）菠菜猪肝鸡蛋汤

用料：净菠菜200 g，猪肝50 g，鸡蛋1个。

制法：把菠菜洗净，猪肝切片。置锅加适量水，煮沸后放菠菜煮软，将猪肝用味料及淀粉拌过放入锅内煮熟时放入鸡蛋，调味后食之。

功效：菠菜含钙质丰富，对缺钙孩子有强身之功；猪肝补血，营养价值高；鸡蛋含卵磷脂，补脑强身。对五迟证、视力差的孩子有良好效果。

（6）良姜羊骨粥

用料：羊胫骨300 g，高良姜10 g，陈皮6 g，生姜3 g，草果1枚，大米100 g。

制法：先将羊骨洗净后敲碎与大米一起先煲30分钟，再把四味药材放入锅内，煲成粥，去掉药材，调味后吃粥。

功效：羊胫骨含大量磷酸钙及磷、钠、钾、铁、氟、骨胶原等，有益肝肾、强筋骨、固牙齿、健脑补血之功。高良姜温中散寒、止痛。陈皮、生姜、草果为健脾散寒之品，可去羊骨的膻味并增强药力。

(7) 芡实羊肾栗子羹

用料：羊肾1枚，栗子肉6粒，芡实25 g，鸡蛋1个，味精、盐、糖、麻油、胡椒粉、生抽、淀粉各适量。

制法：羊肾洗净，去筋膜，放沸水烫过切成小粒；栗肉去衣，用沸水烫过剁烂；芡实放锅煮至烂熟。烧热炒锅，加汤倒入各原料，煮熟，用鸡蛋清同湿淀粉、调味料勾成羹。

功效：羊肾补肾兴阳，益精髓；栗子益气补肾，强筋骨；芡实健脾固精；鸡蛋营养丰富，为孩子强身佳品。

2. 家长配合医生做好家庭干预　患儿除了在医院完成相应的肢体运动治疗外，家庭干预也不能忽视。家长要结合治疗方法，竭尽所能地在日常生活中帮助孩子获得各种技能，积极培养孩子的自主功能和意识。对于有轻微发育落后的孩子来说，家长不能忽视，更不能抱有侥幸的心理，而是应该更加积极主动地给予孩子适当的帮助，特别是一些早期的家庭训练和辅导，对孩子的帮助是非常有效和及时的，能达到事半功倍的效果。

3. 家庭特殊护理　主要是指正确抱孩子，保证孩子恰当的睡眠，通过日常生活中各种动作的训练，帮助及引导孩子自己穿衣，安排合理的饮食与营养，学习生活中各种基本技能，为将来适应社会做好准备。

4. 家庭推拿按摩　推拿按摩是目前国内为运动发育迟缓患儿进行治疗的重要方法之一，长期的临床经验显示，这一方法能够有效地提高运动发育迟缓患儿的整个身体素质，同时还能改善患儿的肌肉营养及代谢状况，纠正异常姿势，改善关节活动障碍。推拿按摩简单易学，在家庭中开展方便易行，所以对运动发育迟缓患儿而言，这一方法非常值得推荐。儿童的推拿按摩有对一般经络、穴位的按摩，也有根据具体运动障碍部位的推拿，还有足底按摩和耳穴按摩，部位繁多，方式多样，家长应在医生和治疗师的指导下，针对患儿的问题和特点实施推拿。

·如何对运动发育迟缓患儿家长的心理进行调整与干预?·

在对运动发育迟缓患儿康复治疗同时,患儿家长的心理健康问题也不容忽视。有以下几点建议。

1. 正确认识运动发育迟缓　运动发育迟缓是一个慢性病,但并不是不治之症,对在康复治疗中出现疗效缓慢的现象,要鼓励家长按计划训练,坚持治疗,持之以恒。

2. 利用支持系统,亲朋好友提供真诚的关怀　作为朋友来说,应该做一位很好的倾听者,让其倾诉一下心中的不满情绪,并给予适当的劝解,这对患儿家长以后能以一颗平静的心对待生活十分重要。作为亲朋好友来说,可以更多地给予物质上的支持和生活中的关心照顾,提高患儿家长战胜疾病的信心和物质保障。

3. 尽量减少由疾病带来的压力　孩子的疾病打乱了原来正常的生活,经过一段时间的适应,家长要尽快地调整情绪,尽早拿出战胜疾病的信心,为家庭生活制订一个长期计划,使生活尽快走向常态化。

4. 合理制订康复目标及生活作息　康复是一个漫长的过程,可将康复目标分成几个阶段完成,每完成一个小目标就会有一分成就感,那么工作、生活的压力就会适当减小。同时有规律的生活作息对自己的身心也是有帮助的。

5. 加强自我肯定　孩子患有运动发育迟缓疾病,要坦然地面对,不要自责,不要觉得低人一等,或嫉妒健康的孩子,同时可寻找一个温和有趣的正常爱好,如听音乐、绘画、弹奏乐器等,这样可以舒缓不良的心理情绪。

主要参考文献

刘振寰，戴淑凤．儿童运动发育迟缓康复训练图谱．3版．北京：北京大学医学出版社，2014，5：1.

杨玉凤．孩子发育行为心理评定量表．北京：人民卫生出版社，2016：1–25.

K · E · 艾伦，L · S · 施瓦兹．特殊儿童的早期融合教育．上海：华东师范大学出版社，2005：127，208–209.

主编信息

·基本信息·

霍莉莉，女，主任医师，医学博士，硕士研究生导师，副教授，国内访问学者。中华中医药学会亚健康分会常务委员，中华中医药学会治未病分会常务委员，世界中医药学会联合会外治方法技术专业委员会常务理事，中国中医药信息研究会名医学术传承信息化分会常务理事，上海中医药学会治未病分会常务委员，上海市中西医结合学会儿科专业委员会委员，上海市中医药学会科普工作委员会委员，中国中医药研究促进会专科专病建设工作委员会委员，世界卫生组织国际疾病分类(ICD-11)传统医学项目组(中国)成员，上海市住院医师规范化培训结业综合考核考官，上海市专科医师规范化培训中医儿科考核考官，上海市虹口区"治未病"中心特聘专家，上海市虹口区中医质控专家。入选"中医大师传承人才培养计划""上海市进一步加快中医药事业发展三年行动计划项目(中医药专门人才计划)"。主持/完成国家级课题2项，省部级课题5项，局级课题3项，获得中华中医药学会科学技术奖二等奖、上海市中西医结合科学技术奖二等奖、第四届上海中医药科技奖、成果推广奖各1项，1项教育部科学技术成果和3项上海市科学技术成果，参编著作2部，发表相关学术论文近30篇。

·擅长领域·

从事中医儿科专业医疗、教学、科研近20年，主要研究方向为体质调理、亚健康调养、发热、反复呼吸道感染、扁桃体炎、咳喘、厌食、便秘、泄泻、发育行为疾病等。

· 门诊时间 ·

专家门诊：每周二上午、每周四下午。